Doando vida

A Doação e Transplante de Órgãos e Tecidos
no Brasil

Carlos Chernij

Índice

Nota ao leitor

Este livro foi originalmente escrito em 2003, como projeto de conclusão de curso em Jornalismo pela Universidade Federal de Santa Catarina, e atualizado no início de 2013.

O trabalho não teria sido possível sem a pronta ajuda das equipes do Hospital de Clínicas da UFPR em Curitiba, da Central de Transplantes de São Paulo e da Associação Brasileira de Transplante de Órgãos, assim como a orientação do professor Nilson Lage durante a pesquisa e edição dos originais. A todos, muito obrigado.

Transplante e Caráter

por José Hamilton Ribeiro

Por circunstâncias da vida e do meu caminho como jornalista, acabei fazendo, na década de 1960, uma reportagem — assim vamos dizer, exclusiva — sobre os dois primeiros transplantes de rim no Brasil. Foi uma descoberta, uma admiração. O que parecia inalcançável, assunto da tecnologia avançada dos países desenvolvidos, passava a acontecer no Brasil, com seriedade e persistência.

Temos ainda muito a avançar, mas já dispomos, a nível nacional, de uma rede de transplantes de respeito e confiança. Não é pouco.

Desde meu primeiro contato com o assunto, tive sensação de que não estava diante apenas de uma conquista tecnológica. Eu sentia algo mais forte, superior, uma certa voltagem.

Do ponto de vista de quem recebe, pelo menos duas lições. Primeiro a da aposta na vida, no sentido de que, mesmo com limitação dos recursos do próprio corpo, o transplantado tem a vida pela frente, e deve vivê-la com honra, com dignidade. Deve fazer por merecer essa segunda chance.

Depois a ideia de que, nesse mundo, ninguém é nada sozinho. Transplante é um trabalho de equipe, envolve profissionais de muitas áreas, é soma de energia, de vontades, de talentos. E parte de outra força de coesão, a família, sempre uma variável fundamental numa história vitoriosa de transplante.

Quanto a quem doa — seja em vida, seja depois de morto — não posso deixar de pensar que acontece algo transcendental, a vida continuando em outra vida, a natureza de certa forma se corrigindo, para prosseguir.

Seja quem recebe, seja quem doa, seja quem faz — transplante de órgãos ou tecidos humanos não é apenas uma conquista tecnológica; é uma questão de caráter, é um traço de humanidade.

(P.S. Sou um doador e peço a todos que também sejam.)

José Hamilton Ribeiro é jornalista e acompanhou de perto o início dos transplantes no Brasil. O relato "Uma vida por um rim", publicado em dezembro de 1966 na revista Realidade, lhe rendeu no ano seguinte o primeiro de seus sete Prêmios Esso de Jornalismo — o mais respeitado da imprensa. Em 1973, recebeu novamente um Esso pela reportagem "Seu corpo pode ser um bom presente", que mostra os primeiros passos do que se viria a se tornar o atual Sistema Nacional de Transplantes.

1

"Você precisa de um transplante"

"Ele tem só dois meses de vida."

Essa foi a notícia dada à esposa de Jair Domingos Barbosa, motorista de ônibus de 45 anos, há um mês internado com insuficiência cardíaca. Ele entrava em estágio terminal, com o coração três vezes maior do que o tamanho médio e, embora com a massa muscular tão aumentada, estava praticamente sem força para bombear o sangue. Depois de quase três anos tentando controlar o problema, não havia mais como tratar o coração doente. A única esperança era um novo. Jair precisava de um transplante.

Jair levava uma vida normal até que, durante um treino de caratê, sentiu uma dor estranha na perna. Resolveu procurar um médico. Durante o exame, nada de anormal foi encontrado; foi provavelmente uma pequena distensão sem maior importância. Mas, já que o paciente estava no consultório, o médico resolveu medir a pressão arterial.

O resultado foi alarmante: 20 por 12 em repouso, um valor muito alto tanto pelos níveis da pressão sistólica (20) e diastólica (12) quanto pela diferença entre as duas. Depois de vários outros exames, o problema foi descoberto. O coração, sem motivo aparente, estava aumentando de tamanho. "Descobri por acaso", conta Jair. "Podia até ter morrido disso sem ter sabido."

Sem apresentar ainda nenhum sintoma, Jair estava desenvolvendo o que os médicos chamam de insuficiência. Um de seus órgãos, no caso o coração, começava a falhar — e com o tempo provavelmente iria parar de funcionar.

Foi o que aconteceu. O coração, que normalmente é do tamanho de um punho fechado, foi aumentando e a sua força diminuindo. As consequências começaram a aparecer: pernas inchadas, quando de pé ou sentado; se deitado, líquido pressionando os pulmões e dificultando muito a respiração. As dores no peito passaram a ser comuns.

Depois de três anos, a situação tornou-se insustentável. Os problemas de circulação também já afetavam fígado e rins. "Fui internado 20 vezes. Chegou num ponto onde eu passava 15 dias em casa e 15 dias no hospital. Já não conseguia dormir deitado, porque não conseguia respirar. Tinha muitas dores, e quase nenhuma fome", conta Jair, que viu seu peso cair de 90 para 45 quilos.

Após um mês internado, com o coração batendo à custa de estimulantes cardíacos, Jair foi indicado para um transplante. "Era a única solução", explica o cirurgião cardíaco Jerônimo Fortunato Júnior, que acompanhou o caso no Hospital de Clínicas (HC) de Curitiba. "Ele já não tinha qualidade de vida nenhuma, e se parássemos com a medicação injetada nas veias, morreria."

Começava então a espera por um órgão compatível. "Um dia, a enfermeira me avisou que apareceu um coração. Fui levado para a sala de cirurgia e anestesiado", relembra Jair. "Mas quando acordei, vi que não tinha corte nenhum. Deu desânimo. Já estava fraco, fiquei mais fraco ainda..." O que houve? Havia um potencial doador em outro hospital, já declarado com morte cerebral, mas o coração parou antes de poder ser retirado, e por isso já não foi possível fazer o transplante.

Com o prazo se esgotando, médicos e parentes ficaram mais e mais apreensivos. Foi então que, faltando poucos dias para o final do prazo de dois meses, surgiu um novo coração. "Era de um rapaz de 18 anos. Ele tinha se matado com um tiro na cabeça, por causa da namorada", conta Jair. "Quando vi a caixa de isopor no centro cirúrgico, pensei: minha vida está ali."

O transplante foi feito no dia 7 de maio de 1993. A cirurgia e a recuperação foram um sucesso: uma década mais tarde, aos 55 anos, Jair levava uma vida normal, com poucas limitações. "Posso até jogar bola de vez em quando. É só não abusar", conta. Os cuidados incluem consultas médicas periódicas e quatro comprimidos por dia, para evitar a rejeição do órgão.

"A recuperação dele foi excepcional. Ele estava internado para morrer, e ficou tão saudável quanto qualquer pessoa", diz Fortunato.

Jair voltou a trabalhar, aposentou-se como motorista de ônibus por tempo de serviço e tornou-se caminhoneiro. "E não pretendo me encostar tão cedo...", avisa.

O que faz um órgão falhar

As insuficiências são problemas graves e, na maior parte das vezes, silenciosos. Quando a pessoa começa a notar algo de errado, geralmente o caso já é grave. Um exemplo é a insuficiência renal: os sintomas só costumam surgir quando os dois rins param de funcionar. "Isso torna o diagnóstico precoce bastante difícil", explica o urologista e cirurgião Renato Tâmbara Filho, da equipe de transplante renal do Hospital de Clínicas de Curitiba. "A medicina não conhece ainda a maior parte dos fatores que causam as insuficiências. Há alguns que são evitáveis, mas em outros casos a prevenção é praticamente impossível."

Cerca de 60% dos casos de insuficiência cardíaca têm causa desconhecida, afirma o cirurgião Danton da Rocha Loures[1]. "Outros 15 a 20% estão relacionados com problemas nas válvulas. Se forem identificados logo, podem ser tratados com cirurgia, sem precisar de um transplante", explica. Os 20% restantes entram numa categoria em que os hábitos

---

1. Entrevista concedida em agosto de 2003. Dr. Loures, que em 1985 realizou o primeiro transplante cardíaco do Paraná, faleceu em junho de 2010.

de vida do paciente contribuem para que ele tenha problemas circulatórios.

"Quando o coração sofre um infarto, a região atingida torna-se fibrosa e perde a capacidade de contração", explica Loures. "Isso pode levar à insuficiência, e o paciente pode precisar de um transplante." O infarto é causado pelo entupimento das artérias coronárias com placas de gordura, geralmente por excesso de colesterol (o que se associa frequentemente com o tipo de alimentação) e falta de exercícios.

A pressão alta, outro problema circulatório bastante comum, também pode ser perigosa. "Ela machuca os vasos sanguíneos dos rins e, se não for controlada, em alguns casos pode levar à insuficiência renal", explica Tâmbara. "Esse controle sempre inclui cuidados na dieta e no estilo de vida."

Outra situação evitável que pode causar insuficiências é ter repetidas infecções urinárias. "Se a pessoa tiver várias infecções seguidas e não buscar as causas e o tratamento, a inflamação crônica pode afetar seriamente os rins", diz o urologista.

A iniciativa e força de vontade do paciente também são decisivas no caso da cirrose hepática causada pelo álcool. É uma das principais causas de insuficiência do fígado, junto com as hepatites B e C. "Se o problema for descoberto a tempo, basta parar de beber que o fígado se regenera", explica o médico Júlio Coelho, cirurgião do aparelho digestivo da equipe de transplante hepático do HC de Curitba. "Infelizmente, quando uma pessoa chega nesse estágio do problema, é quase impossível convencê-la a largar a bebida."

Há ainda outro complicador: a resistência desse tipo de paciente em procurar um médico. "Quando resolve ir, geralmente o problema já está numa fase muito grave", diz Coelho. "Às vezes, já está além de qualquer forma de tratamento."

Os danos do diabetes

Mesmo tomando todos os cuidados possíveis, os portadores de diabetes tipo I correm o risco de desenvolver insuficiência renal. Isso pode levar até 30 anos e costuma atingir perto de 30% dos pacientes, explica o médico Alexandre Coutinho. "Nesses casos, mesmo utilizando a insulina corretamente, as taxas de açúcar no sangue ficam mais altas do que o normal. Isso afeta os vasos sanguíneos, especialmente os dos rins, mas também os da retina, das pernas e do coração." Esse mesmo processo é o responsável pelos casos de cegueira e amputação causados pelo diabetes.

Quando o transplante de rim é necessário, pode-se fazer ao mesmo tempo o transplante de pâncreas, órgão responsável pela fabricação de insulina. É a cura definitiva para o diabetes, mas que não pode ser utilizada em todos os casos, explica Coutinho. "É uma solução para quem tem diabetes tipo I, em que o pâncreas da pessoa não produz a insulina. No tipo II, a insulina é produzida, mas o corpo não consegue usá-la. É um problema diferente, com um tratamento diferente."

Mesmo para quem tem o tipo I, o transplante de pâncreas não é a principal forma de lidar com o problema.

"Se o paciente receber um pâncreas novo, terá que tomar medicamentos para conter a rejeição. Esses remédios são mais agressivos do que a insulina, e podem trazer complicações. A troca não vale a pena", diz Coutinho.

É por esse motivo que esses transplantes só são realizados em diabéticos que recebem um rim transplantado. "Como a medicação vai ser necessária por causa do rim, não há problema nenhum em transplantar o pâncreas junto", explica o médico. O prêmio é compensador: injeções de insulina não são mais necessárias, e a pessoa pode voltar a comer qualquer alimento, sem necessidade de evitar açúcar.

Preparando-se para a espera

A esperança de recuperar a qualidade de vida — ou escapar da morte certa — é o que anima as pessoas na fila de espera por algum órgão. Mas isso quase nunca é imediato. A angústia da espera costuma ser uma das primeiras coisas que vêm à mente de quem descobre que precisa de um transplante.

"As reações são variadas, mas geralmente começam com a sensação de tristeza profunda e um sentimento de condenação", conta Fortunato, que acompanha pacientes do HC que precisam de um novo coração. "Se você simplesmente disser que o paciente precisa de um transplante, ele provavelmente vai entrar em depressão. Mas se for esclarecido sobre a sua situação de saúde e for tratado, volta a ter uma postura mais positiva."

No hospital, o paciente encontra mais do que o acompanhamento regular que antecede o transplante. Num mesmo corredor, começa a conviver com pessoas na mesma situação e com outras que passaram por um transplante há anos e estão bem. "Nesse contato, os pacientes começam a ver que isso não acontece só com eles, que o diagnóstico não é uma sentença de morte", diz Fortunato. "Isso lhes devolve a esperança."

Qualquer pessoa pode desenvolver uma insuficiência em decorrência de fatores além do seu controle. "Ou seja, qualquer um pode precisar de um transplante um dia", lembra Tâmbara. "É importante que as pessoas saibam disso quando perguntadas se autorizam a doação dos órgãos de um parente."

Lista de espera para transplantes

Dezembro de 2012

Estado	RIM	FÍGADO	CORAÇÃO	PULMÃO	PÂNCREAS	PÂNC/RIM	CÓRNEA
Total - Brasil	19.889	1.316	211	165	19	455	5.512
Acre							5
Alagoas	306		2				49
Amazonas	297						481
Bahia	527	33					674
Ceará	257	115	8	3	2		219
Distr.Federal	159	22	3				1
Espírito Santo	880	20	4				1
Goiás	243		1			4	539
Maranhão	3						39
Mato Grosso	3						207
M.Grosso Sul	326		20				31
Minas Gerais	2.442	16	21	14	0	21	121
Pará	198						493
Paraíba	210	1					86
Paraná	1.109	33	27		3	9	4
Pernambuco	1.603	120	9			3	680
Piauí	221						375
Rio de Janeiro	743	115	10				694
Rio G.do Norte	95						69
Rio G.do Sul	1.046	113	17	51		6	143
Rondonia							
Sta.Catarina	278	40	1		1	12	447
São Paulo	8.934	688	88	97	13	400	94
Sergipe	9						60

Fonte: ABTO/Centrais de Transplantes

2

A doação de órgãos

Diz o senso comum que as doações de órgãos não aumentam porque as famílias não autorizam a retirada. Mas não é bem assim. Em 2012, a média nacional foi de 59% dos pedidos de doação tendo sim como resposta, chegando a 77% no Estado de São Paulo. Os dados são da Associação Brasileira de Transplantes (ABTO), que aponta que o problema maior está nos próprios hospitais e prontos-socorros: quase metade dos potenciais doadores não são detectados. Cabe a essas instituições se comunicarem com as centrais de transplantes, iniciando o processo.

Segundo o cirurgião José Osmar Medina Pestana, presidente da ABTO, a falta de informação atinge tanto a população quanto os profissionais da área da saúde. "Boa parte dos médicos não conhece os procedimentos para viabilizar a doação. Com isso, muitos pacientes que têm condições de serem doadores acabam postos de lado."

Não é necessário que o médico tenha conhecimentos técnicos sobre transplantes. Basta que identifique os pacientes com possível morte cerebral e avise uma das centrais, que permanecem de plantão para coordenar todas as etapas da doação e da busca por um receptor compatível.

Caso não haja pessoas treinadas no hospital onde está o potencial doador, a família autorizar a doação e não houver outros impedimentos, a central desloca equipes para realizar os testes necessários e eventualmente retirar os órgãos. "Mas é essencial treinar os médicos que atuam em unidades de terapia intensiva (UTIs) e nos prontos-socorros, que é onde estão os potenciais doadores, para que façam a comunicação", afirma Pestana.

Quem pode doar?

Não é qualquer pessoa morta que pode ter seus órgãos doados. Quando o coração para de bater e o sangue deixa de circular, os órgãos começam a degenerar pela falta de oxigênio e já não servem mais para serem transplantados.

O único caso em que a pessoa pode estar morta e com o coração batendo é no que os médicos chamam de morte encefálica, ou morte cerebral – situação em que se tem um doador em potencial. Nesses casos, o cérebro morre e para de mandar ordens para o resto do corpo. Embora a pessoa esteja respirando, com o coração batendo e a pele quente, basta desligar os aparelhos para que tudo isso pare.

O paciente está "vivo", mas não passa de um vegetal. Por mais que se faça, as demais funções do corpo, que mantém a circulação do sangue, a absorção dos alimentos, a temperatura e a respiração, estão condenadas a cessar.

"É uma situação totalmente diferente do coma, onde o paciente está em sono profundo mas seu cérebro continua vivo, com circulação de sangue e atividade elétrica", explica o médico Luiz Pereira, que até abril de 2012 coordenou a Central de Transplantes de São Paulo. As principais causas da morte cerebral são ferimentos muito graves na cabeça, geralmente causados por acidentes de trânsito e armas de fogo. Outras causas possíveis são derrames (AVCs) e alguns tipos de tumores.

"São condições bastante específicas, e por isso o número de possíveis doadores é limitado. Muitas pessoas acham que qualquer tipo de morte serve, o que não é verdade", explica Pereira.

A central na cidade de São Paulo recebe cerca de 2.500 notificações por mês, mas o número de doações realizadas é bem menor. Segundo o médico, parte desses pacientes acaba sofrendo parada cardíaca, geralmente por sua condição ter sido detectada tarde demais. Outros possíveis doadores apresentam algum resultado positivo nos testes para verificar a presença de hepatite, Aids e outras doenças que impedem o transplante. Por fim, há os casos em que a família se recusa a fazer a doação. "Descontando tudo isso, apenas 25 a 30% das notificações acabam em doações", diz Pereira.

Mesmo com os aparelhos e os medicamentos, o intervalo entre a morte cerebral e a parada do coração é curto, presumivelmente de 24 horas. "Por isso é preciso detectar o potencial doador logo no início e trabalhar com rapidez. Isso precisa ser feito nos locais onde esse tipo de paciente está: UTIs, prontos-socorros e centros de neurocirurgia. Mas infelizmente os serviços de busca de doadores às vezes deixam a desejar, ou nem existem", diz Pereira.

Os serviços de buscas são as comissões intra-hospitalares de transplantes, responsáveis pela localização de possíveis doadores em cada instituição que conta com UTI ou serviço de pronto-socorro. Uma portaria ministerial de agosto de 2000 tornou sua criação obrigatória nesses hospitais.

"Várias delas foram criadas apenas para atender à lei, mas não funcionavam na prática", diz Pereira. "Foi mais ou menos a mesma situação de quando foram criadas as comissões de controle de infecção hospitalar, que também, no início, não foram levadas muito a sério. Com o tempo, as coisas melhoraram."

Doar ou não doar, eis a questão

Após a constatação da morte cerebral e dos resultados dos exames, é dada à família do paciente a opção de doar um ou vários órgãos e tecidos. "Mas não se trata de uma conversa banal num corredor de hospital", explica o médico Reginaldo Carlos Boni, que trabalha na Organização de Procura de Órgãos (OPO) da Escola Paulista de Medicina.

Os médicos chamam essa conversa de entrevista familiar. O objetivo é, primeiro, dar informações sobre como funciona o processo de doação de órgãos e, depois, oferecer a possibilidade de doação. "A entrevista não tem a função de convencer, mas de esclarecer", explica Boni.

Já foi bastante comum no meio médico a ideia de que doar órgãos não faz parte da cultura do brasileiro. Tanto que a chamada "questão cultural" era quase sempre apontada como a principal causa da falta de doadores, e a propaganda, como estratégia de convencimento, a principal solução. Mas o brasileiro não é tão arredio ou egoísta quanto esse quadro pode sugerir.

"A questão da cultura de doação de órgãos não é um problema de costumes, mas sim de acesso à informação", afirma Boni. Segundo o médico, as dúvidas são muitas, mas as pessoas têm vontade de aprender: "Há os que não querem nem conversar a respeito. Mas o mais comum não é o preconceito quanto à doação, e sim a falta de informação. As pessoas querem entender o que aconteceu, e costumam pedir um tempo para pensar. Em torno de 15 a 20% dos que se manifestam contrários à doação mudam de ideia após serem esclarecidos durante a entrevista familiar. Há também casos de quem nega a doação no final da entrevista, mas depois nos procura espontaneamente para dizer que pensou melhor e que gostaria de doar."

A maior das dúvidas, que causa mais complicações, está além da capacidade de resposta dos médicos: é a impossibilidade de conhecer a vontade do morto em se dispor ou não a ser doador de órgãos. Trata-se do motivo mais frequente entre as famílias que não autorizam a doação.

"Se a pessoa que morreu comentou alguma vez que gostaria de ser doador, a família costuma considerar isso como último desejo e concede a doação", diz Boni. "Mas se isso nunca foi discutido em casa, a situação fica confusa. Tanto que, quando há conflito na família durante a entrevista sobre doar ou não, nós não aceitamos a doação." A família também é avisada de que pode mudar de ideia e interromper o processo, desde que seja antes do doador entrar no centro cirúrgico para a retirada dos órgãos.

As condições da morte também costumam afetar as famílias. Na maior parte, as causas são violentas e repentinas, como os acidentes de trânsito. "A pessoa sai de casa normalmente de manhã, é atropelada, e algumas horas depois a família está sendo entrevista para decidir sobre a doação", diz Pereira. "Derrames também costumam acontecer sem aviso. É uma situação bastante difícil, diferente de um paciente que está internado."

A discussão permanente e o acesso à informação são apontados pelos médicos como as únicas soluções. E a prática mostra que, além das campanhas, os grandes fatos geradores de interesse são as doações de órgãos por pessoas muito conhecidas ou a abordagem do assunto em novelas.

No dia 13 de junho de 2001, o músico Marcelo Fromer, guitarrista da banda Titãs, foi atropelado por um motociclista na avenida Europa, em São Paulo, e teve morte cerebral. A família autorizou a doação do coração, fígado, rins, pâncreas e córneas, beneficiando sete pessoas. O fato foi bastante divulgado nos meios de comunicação. "Nós tivemos bastante trabalho depois disso. O número de doadores aumentou por algum tempo", diz Boni.

Mas as campeãs em eficiência são, sem sobra de dúvida, as novelas. O assunto foi abordado pela primeira vez em 1992, na novela "De Corpo e Alma", quando a personagem Paloma (Cristiana Oliveira) recebeu um transplante de coração. Em 2000, nos três meses que durou o drama da personagem Camila (Carolina Dieckmann) em luta contra a leucemia, na novela "Laços de Família", os efeitos práticos foram grandes: o Registro de Doadores de Medula Óssea (REDOME), do Instituto Nacional de Câncer (INCA), no Rio de janeiro, teve seu número de cadastros semanais aumentado de dez para 40 pessoas.

Outro exemplo é de 2003, na novela "Mulheres Apaixonadas", em que a personagem Fernanda (Vanessa Gerbelli) teve seus órgãos doados após morrer atingida por uma bala perdida. Como resultado, houve 38 doações em setembro de 2003 no Estado de São Paulo, contra apenas 18 no mesmo período de 2002.

"As novelas têm esse resultado porque fazem parte do dia-a-dia das pessoas, que acabam se identificando e envolvendo-se com a situação. Tudo isso numa linguagem bastante simples" afirma Boni. Medina, da ABTO, concorda: "A novela atinge muitas pessoas de uma só vez, mostrando à população, e até mesmo aos profissionais de saúde, como o procedimento é realizado", diz. "Com isso, as pessoas começam a discutir o assunto, que é o mais importante. Mas para dar resultados duradouros, é preciso que o tema seja abordado com frequência e não apenas de vez em quando", completa Pereira.

Transplantes intervivos: a doação em vida

A falta de doadores pode estimular uma opção que não é a melhor, mas que pode resolver o problema de alguns pacientes. São os transplantes intervivos, que podem ser feitos com um rim ou parte do fígado. Ao invés de receber o órgão de um cadáver, o doador é uma pessoa viva de perfil compatível, quase sempre um parente próximo.

Uma pessoa normal pode viver com apenas um dos rins. Assim, é possível doar o outro em vida, sem maiores prejuízos. "Mas isso não quer dizer que não haja riscos", explica o urologista Renato Tâmbara Filho. "Até uma pedra no rim torna-se muito mais perigosa do que o normal, pois o doador vai depender de apenas um órgão." Por conta disso, há o risco do doador de agora também precisar de um transplante mais tarde.

Há também o risco da cirurgia de retirada e da anestesia geral. Mas os problemas são raros, e muitas pessoas resolvem apostar — trata-se da única chance de se conseguir um transplante de rim sem enfrentar a fila. Além de ser compatível, o doador precisa ter uma relação de parentesco próxima com o receptor ou uma autorização judicial. Essa restrição legal foi criada para evitar a formação de um mercado negro de órgãos.

Possibilidade similar existe para o transplante de fígado. Nesse caso, o maior risco para o doador é a própria cirurgia de retirada, em que se corta um pedaço do órgão para o transplante. "O fígado tem grande poder de regeneração e, em torno de 20 dias, tanto o receptor quanto o doador terão órgãos do tamanho normal", explica o cirurgião Júlio Coelho.

Tropeços da legislação

Em 1997 o governo brasileiro, numa tentativa de aumentar o número de doadores, acabou dando um tiro no pé. A nova legislação posta em vigor dizia que qualquer pessoa seria doadora de órgãos, a não se que se manifestasse em contrário. A ideia era tentar agilizar o processo, mas aconteceu justamente o oposto.

Pessoas começaram a fazer filas nos Detrans e institutos de identificação para estampar os dizeres "Não-doador de órgãos e tecidos" em seus documentos. A iniciativa havia atiçado um dos grandes mitos sobre transplantes: que, se o paciente fosse doador, os médicos não iriam se esforçar em salvá-lo para poder retirar seus órgãos.

"Quando fui renovar minha carteira de motorista, o funcionário simplesmente me perguntou se eu queria que tirassem meus órgãos caso eu morresse em um acidente", conta Reginaldo Boni. "O que ocorria era que uma pessoa sem preparo acabava passando informações erradas para quem até gostaria de doar, mas que acabava ficando com medo."

Em 2000, o governo mudou novamente a legislação, condicionando a doação novamente à autorização da família, o que vale até hoje. Com isso, todas as marcas de não-doador que foram impressas em documentos de identidade e carteiras de motorista perderam a validade. "É muito importante esclarecer as pessoas de que o que vale é a autorização ou não da família, e que nada será feito sem isso", diz Boni.

3

Decidindo quem recebe primeiro

Quando os transplantes deixaram de ser experimentais e se tornaram um tratamento confiável, no início da década de 1980, muitos pacientes até então condenados à morte ganharam esperança de recuperação. Mas esse início foi praticamente um tempo sem lei, no qual quem chegava fazia suas próprias regras. Apenas em 1997 o governo federal criou regras únicas, com o Sistema Nacional de Transplantes (SNT).

Antes de 1997, havia uma estrutura para cada Estado. Em geral, precária; o mais frequente era cada hospital ter sua própria fila de receptores e captar órgãos para seus transplantes. Os hospitais públicos e os universitários geralmente mantinham acordos de cavalheiros, com a captação unificada e a distribuição seguindo critérios que variavam bastante. Um deles era o rodízio entre as equipes: o primeiro órgão que aparecia ia para uma, o próximo para outra, e assim por diante. Entre os hospitais particulares, o mais comum era captar os órgãos e transplantar em quem pudesse arcar com os custos da cirurgia. Receber um coração ou fígado chegava a custar mais de 100 mil reais. Era pegar ou largar.

O SNT criou categorias na tabela de pagamentos do Sistema Único de Saúde (SUS) para todos os procedimentos relacionados, desde a notificação de morte cerebral até a medicação que o transplantado vai tomar pelo resto da vida. As listas de pacientes que precisam de órgãos foram unificadas por Estado, e os critérios de distribuição padronizados para o país inteiro. Criaram-se em todos os Estados as centrais de notificação, captação e distribuição de órgãos (CNCDOs), mais conhecidas como centrais de transplantes.

Atualmente, mais de 90% dos transplantes são pagos pelo SUS, o que possibilita o acesso das camadas mais pobres da população ao tratamento. O paciente não paga nada pela inscrição na fila, a cirurgia e os remédios que precisará tomar pelo resto da vida.

A fila única

A chamada fila única foi um passo muito importante na moralização do sistema. "Mas a mídia costuma fazer um desserviço divulgando erradamente a lista como sendo única", afirma o ex-coordenador da central de transplantes de

São Paulo, Luiz Pereira. Na verdade, ele se refere a um entendimento particular do que seja "único".

O que existe é um cadastro técnico único, que contém os dados dos pacientes e é organizado pela ordem de cadastramento. Mas isso não significa que eles serão transplantados nessa ordem.

Quando a central recebe uma notificação de doação, recebe também vários dados importantes sobre o doador, como tipo sanguíneo e exames de compatibilidade genética. "Cruzamos esses dados com o cadastro técnico, e então verificamos os receptores compatíveis com o órgão", diz Pereira. "Ou seja, cada órgão acaba criando a sua própria lista de possíveis receptores."

Um dos maiores desafios brasileiros são as grandes distâncias, que tornam impossível fazer uma lista única nacional, pois os órgãos precisam ser transplantados poucas horas após sua retirada. A solução foi fazer o cadastro técnico dividido por Estado: os receptores podem se cadastrar em apenas uma central. Apenas no caso de um órgão não ter nenhum receptor compatível em sua região faz-se o transporte para uma central de outro Estado.

É comum que um órgão seja captado em uma cidade e seja transplantado em outra. Para isso, é necessário correr contra o tempo. "Em São Paulo, a Secretaria de Saúde dispõe de carros para esse transporte, e o SNT fornece transporte aéreo em voos comerciais", diz Pereira. "Mas ficamos na dependência dos horários das companhias, e nem sempre se pode esperar tanto. Outro problema é a ausência de equipes treinadas para fazer retirada de órgãos. Em várias cidades, é preciso mandar equipes das capitais. Se houvesse mais médicos treinados, mais doações poderiam ser realizadas."

É compatível?

Os critérios de compatibilidade variam. O caso mais simples é da córnea, que, por ser um tecido e não ser irrigada pelo sangue, não sofre rejeição em 80% dos casos. Por isso, sua fila é praticamente cronológica: quem se cadastra antes recebe antes. Apenas em casos de perfuração de olho o paciente pode ter prioridade.

O exemplo oposto é o do rim, onde o número de variáveis é tal que parece, ao leigo, mera loteria. Além do tipo sanguíneo, o critério principal é a compatibilidade genética entre doador e receptor, avaliada por um exame chamado de HLA. Para o transplante ser viável, é preciso um grau de compatibilidade de ao menos 75% — abaixo disso a rejeição tende a ser muito alta, obrigando a retirada do órgão ou até mesmo causando a morte do receptor.

"Muitas pessoas que estão na fila não conseguem entender que não adianta transplantar qualquer rim que aparecer", diz Pereira. "Você pode passar dois anos esperando e não encontrar um doador compatível, da mesma forma que pode se cadastrar num dia pela manhã e ser transplantado de noite."

No caso do coração, é preciso que o doador seja do mesmo tipo sanguíneo e tenha um tamanho e peso parecidos com o do receptor. Quanto maior a pessoa, mais forte precisa ser o coração para bombear o sangue pelo corpo todo. Se possível, prefere-se um coração de doador mais jovem do que o receptor, para aumentar as chances de sucesso.

Um exemplo disso foi o caso do ator Norton Nascimento, que em 2003 precisou de um transplante após uma cirurgia para corrigir um problema na artéria aorta, que conduz o sangue oxigenado pelos pulmões para o resto do corpo. Por ser um caso muito grave, o ator teve prioridade e, num golpe de sorte, conseguiu um órgão compatível em mais ou menos um dia. O doador tinha características físicas idênticas às de Nascimento: mesma idade, sangue O negativo, 1,90m de altura e 90kg.

A cirurgia foi um sucesso, e a recuperação de Nascimento seguiu normalmente. Sendo um receptor conhecido do público e pela sua situação dramática, os transplantes foram postos em evidência e isso levou a um aumento nas doações. A central de transplantes de São Paulo registrou 48 doações naquele mês de janeiro, o dobro do registrado no mesmo período do ano anterior, e até então o recorde em um único mês. Cento e cinquenta pessoas receberam os órgãos doados.

Norton Nascimento morreu quatro anos depois, em 2007, por causa de uma infecção pulmonar — sem relação com o transplante ou o coração recebido.

Piorar, para poder melhorar

Há uma categoria de pacientes priorizados, como foi o caso de Norton Nascimento, que precisam receber um transplante em questão de dias ou certamente morrerão. Esses pacientes têm a preferência caso surja um órgão compatível — o que, na prática, equivale a "pular" a fila. Os critérios variam de acordo com cada tipo de transplante, mas só beneficiam pacientes em estágio terminal, quando não há alternativa. Considerando-se o que está em jogo para o paciente e sua família, trata-se de um campo privilegiado para a ética da medicina: às vezes se coloca a situação de decidir sobre quem vai viver e quem não vai – e, aí, a decisão é difícil, angustiante.

Esse é o caso de vários pacientes que precisam de um coração ou um fígado. "A demanda é muito maior do que oferta", diz o cirurgião cardíaco Jerônimo Fortunato Júnior. "Só os pacientes que estão em estágio terminal conseguem o transplante, 'pulando' a fila. Quem está em situação um pouco melhor acaba ficando para trás, até que seu caso fique grave."

Diferente das pessoas que precisam de um rim e que podem, em tese, ser mantidas vivas indefinidamente através da diálise, quem precisa de um coração ou um fígado e está em situação grave não pode aguardar muito tempo. É impossível substituir as funções desses órgãos por outros meios, e os efeitos do mau funcionamento são muito sérios.

A situação mais grave e polêmica é a dos pacientes que precisam de um fígado — a quantidade de casos, em 2012, foi seis vezes maior que a de pacientes que necessitavam de um coração.

Maior glândula do corpo humano, o fígado tem influência sobre muitas transformações químicas que o organismo precisa fazer para funcionar corretamente, principalmente na síntese de proteínas. Quando ele vai mal, os efeitos são muitos e bastante variados. Inchaços são comuns; muitos pacientes sofrem um acúmulo de líquido no abdômen, parecido com a barriga d'água causada pela esquistossomose. Esse líquido, que pode chegar a até dez litros por dia, precisa ser drenado com agulhas.

A digestão sofre alterações também, trazendo vários riscos para o paciente. Fábio José Batista da Silva, já na lista de espera por um transplante, descobriu isso da pior maneira. "O médico havia me dito que eu não podia comer carne. Um dia comi um pedacinho bem pequeno, que tinha vindo no feijão. Resultado: passei 15 dias em coma."

Fábio era portador de hepatite C há vários anos, mas só havia descoberto quando seu fígado começou a falhar: a gengiva sangrava muito, as pernas doíam, e qualquer batida no corpo resultava em hematomas. "Não tenho a menor ideia de como fui contrair a doença."

Estima-se que cerca de 2 a 3% da população mundial tenha hepatite C, boa parte sem saber. Responsável por cerca de 25% dos transplantes de fígado, sua transmissão é feita geralmente através do sangue, como no caso de compartilhamento de seringas. Mas existem algumas situações em que a medicina ainda não é capaz de explicar como ocorreu o contágio, como no caso de Fábio. E, diferente das hepatites A e B, ainda não há vacina capaz de prevenir a doença.

Como os efeitos da insuficiência são graves e a demanda por fígados para transplante é maior do que a oferta, isso acaba gerando um debate sobre as regras de distribuição de órgãos. Vale a pena transplantar antes para os pacientes em estado mais crítico, mas que têm menos chances de sucesso na cirurgia? Mas, se for seguida a ordem independente da gravidade, talvez com maior esperança de cura, como lidar com pacientes urgentes que morrerão em pouco tempo se não receberem um transplante?

Mantendo a ordem

"Quando uma família autoriza uma doação, ela está doando para o Estado, que então decidirá quem receberá", diz Pereira. "Se a família pudesse decidir para quem o órgão vai, acabaria se criando um mercado de órgãos. Mas no caso do fígado o grande dilema é: em quem transplantar? Para quem está há mais tempo na lista de espera? O mais grave? O mais jovem? O que tem mais chances de sucesso na recuperação? Não há consenso."

Até 2006, o principal critério depois da compatibilidade era o tempo de espera na lista, salvo em casos muito urgentes que eram priorizados. Já o critério atual, chamado de MELD, usa a medição de algumas substâncias no sangue — que indicam quão bem ou mal o fígado está funcionando e qual o risco de morte nos próximos três meses — para decidir se a pessoa deve ser indicada para o transplante e qual deve ser seu lugar na fila. O tempo de espera entra na fórmula, mas com peso pequeno; serve apenas para desempate entre pacientes na mesma situação. Quanto mais a pessoa piora, mais ela sobe na lista.

"Sem um aumento no número de órgãos disponíveis, não há muito o que ser feito para diminuir a mortalidade", diz o cirurgião Júlio Coelho, que coordena o serviço de transplante hepático do Hospital de Clínicas de Curitiba. "Simplesmente mudar critérios de distribuição não salva mais vidas, apenas muda um pouco a ordem dos que podem vir a morrer."

No final dos anos 90 e começo dos 2000, algumas famílias entraram na Justiça com pedidos de liminar para conseguir um fígado mais rapidamente. "Tivemos alguns casos aqui em São Paulo, mas nenhum teve ganho de causa", diz Pereira. "Se houvesse concessões por via jurídica, teríamos ainda mais problemas na distribuição. Poderíamos chegar a uma situação onde apenas quem tivesse dinheiro para pagar um advogado seria transplantado."

O grande mérito do sistema de fila única e do SNT, segundo os médicos, está no fato de não haver ninguém que possa interferir em todo o processo. "A equipe que realiza os testes de morte cerebral é diferente da que está cuidando do doador. Esses testes precisam ainda ser confirmados por outro médico. A equipe que fará a retirada não sabe para quais pessoas os órgãos irão. Isso é definido na central, baseado em critérios objetivos e de conhecimento público, que são constantemente fiscalizados pelas pessoas que estão na fila", diz Pereira. "Os receptores dos órgãos também não sabem quem foi o doador. Assim, todas as famílias ficam protegidas dos jogos de interesses. Em resumo, não é possível tirar vantagem do sistema porque se tem dinheiro ou se conhece alguém influente no governo."

Intervalo máximo entre a
retirada do órgão e o transplante

Coração	*4 horas*
Pulmões	*4 horas*
Pâncreas	*12 horas*
Fígado	*De 12 a 24 horas*
Rins	*De 24 a 48 horas*

4

Os pioneiros

Na metade da década de 1960, todos estavam com os olhos voltados para o céu acompanhando a corrida espacial travada por Estados Unidos e União Soviética. Foi então que um jovem cirurgião conseguiu roubar a atenção para um pequeno hospital em uma porção da Terra de que pouco se falava, a África do Sul. Ele prometia salvar um homem de uma grave insuficiência cardíaca trocando seu coração, como se fosse uma peça quebrada. O mundo nunca ouvira falar de Christiaan Barnard, mas após 3 de dezembro de 1967 ele se tornaria conhecido como o primeiro médico a realizar um transplante de coração.

Realizar um transplante não era inédito. Córneas eram transplantadas havia vários anos, e as cirurgias de rim e fígado já eram conhecidas. Pode-se sobreviver enxergando mal ou passando por sessões de diálise; se o transplante falhasse, isso não significava a morte do paciente. Mas mexer com o coração, com seu simbolismo poético de amor e vida, era mais do que um desafio científico. Era um ato de ousadia.

O paciente foi o dentista Louis Washkansky, de 55 anos, que recebeu o coração de Denise Darvall, de 25 anos, morta em um acidente de carro. A cirurgia em si foi um sucesso, mas Washkansky morreu 18 dias depois. Apesar disso, Barnard já havia alcançado a fama, e começou a levar uma vida de astro pop.

Viajou pelo mundo todo dando palestras e entrevistas, aproveitou a boemia de todos os lugares onde passou e teve casos com algumas das mulheres mais desejadas na época, como Sophia Loren e Gina Lollobrigida. Em entrevista à BBC, pouco antes de sua morte, em 2001, Barnard declarou que "nunca quisera ser famoso" – o que não significa que, de certa maneira, não tenha tirado proveito da fama.

Mas seja de propósito, seja por acaso, o médico sul-africano sempre alcançou visibilidade, fascinando a mídia com artes dignas de um especialista em marketing. Seu segundo transplante chamou a atenção não tanto pela cirurgia, mas pelos pacientes. Em pleno apartheid, quando brancos e negros eram atendidos em alas separadas nos hospitais da África do Sul, Barnard transplantou o coração de um homem negro em um paciente branco.

O caso teve muita repercussão, com alguns desdobramentos pitorescos. Um deles foi a visita de 40 minutos que Barnard fez ao Rio de Janeiro em março de 1968, quando foi recebido ao som do grupo Renascença (de um clube com o mesmo nome em Vila Isabel, que se propunha a defender as pessoas negras e sua integração com os brancos na sociedade local), que cantou o "Samba do Barnard":

No peito do branco morrendo
Coração negro escondeu
Com coração negro pulsando
Branco novamente viveu

Esse segundo paciente, transplantado um mês depois do primeiro, sobreviveu por um ano e meio antes de morrer por rejeição crônica. Um terceiro viveu quase dois anos após receber o novo coração. Acabou morrendo por causa de um problema no estômago, aparentemente sem relação com o transplante.

Milhares de pessoas com problemas de insuficiência cardíaca escreveram para Barnard oferecendo-se para receber um transplante, mas a baixa taxa de sucesso fez com que as cirurgias fossem suspensas. Entre 1967 e 1968 foram realizados 126 transplantes cardíacos no mundo todo, e 82 pacientes morreram nos primeiros três meses.

Barnard passou então a dedicar-se a outros assuntos de impacto, como as cirurgias de coração aberto em crianças, a eutanásia e o retardamento do envelhecimento. Parou de operar em 1983, por um problema de artrite. O homem que a imprensa brasileira chamou de "cirurgião miraculoso", o homem "das mãos de ouro, que colaborava com a obra divina", morreu em 2 de setembro de 2001.

Enquanto isso, no Brasil

Do outro lado do Atlântico, poucos meses após a cirurgia pioneira de Barnard, ocorreu outro evento improvável. O Brasil se juntaria ao clube da elite da cirurgia mundial realizando também transplantes de coração. Só que o perfil do cirurgião brasileiro que realizou esse feito, Euryclides de Jesus Zerbini, era completamente distinto do de seu colega sul-africano.

Cirurgião muito respeitado por sua habilidade, principalmente em operações na parte interna do coração — chamadas de operações de coração aberto —, Zerbini teve o apoio do médico Luiz Venere Décourt, chefe de uma equipe clínica de alta competência no Hospital das Clínicas de São Paulo.

A primeira cirurgia, realizada em 26 de maio de 1968, foi manchete em todos os grandes jornais do país. O mato-grossense João Ferreira da Cunha, o "João Boiadeiro", recebeu o coração do alagoano Luis Ferreira de Barros, que teve o crânio fraturado num acidente de trânsito em São Paulo.

Zerbini utilizou uma técnica diferente dos outros 16 transplantes feitos até então. Ao invés de resfriar o coração após sua retirada — o que o preserva por mais tempo e facilita a cirurgia, mas com um certo risco de não conseguir fazê-lo bater novamente —, começou imediatamente o trabalho para implantá-lo no corpo de João, numa demonstração de velocidade e habilidade que impressionou tanto pelo precisão quanto pelo resultado final. Se a palavra cirurgia é, como diz sua origem etimológica, "habilidade com as mãos", ele era um virtuose. "Nunca me diverti tanto", disse sorrindo, ao terminar a complicada operação.

Com o sucesso da cirurgia, começava a batalha para manter João Boiadeiro vivo. Apesar de todos os esforços, ele acabou morrendo 22 dias depois. Mas Zerbini não se abateu, e fez um segundo transplante: o comerciante Hugo Orlandi viveu um ano e 50 dias com o coração transplantado. O terceiro e último foi um funcionário da Light — então distribuidora de energia no Rio e em São Paulo —, Clarismundo Praga, que morreu três meses depois, em decorrência de uma infecção.

Em março de 1969, Zerbini anunciou que não faria mais transplantes enquanto não fossem encontradas soluções para o problema da rejeição. A cirurgia em si já não oferecia dificuldades insuperáveis.

Zerbini tornou-se famoso e admirado, mas, ao contrário de Barnard, continuou levando uma vida simples e reservada. Era avesso a eventos sociais e dizia que sua única diversão era o trabalho. Dizia nunca ter tirado férias, e realizou cirurgias 12 horas por dia até a véspera de sua morte, aos 81 anos de idade, em 23 de outubro de 1993. No decorrer da carreira, participou de cerca de 40 mil operações cardíacas. "Operar é divertido, é uma arte, é ciência e faz bem aos outros", dizia.

Enfrentando a rejeição

Zerbini foi derrotado pelo mesmo problema que atingiu todas as tentativas de transplante realizadas na época: a rejeição.

O sistema imunológico vive vasculhando o corpo atrás de invasores, como vírus, bactérias e outros corpos estranhos. Quando encontra alguma coisa estranha, seus esforços se voltam para expulsar ou destruir esse visitante não convidado. Sem essas reações, até mesmo um resfriado poderia ser fatal.

Ao receber um órgão transplantado, o organismo imediatamente o identifica como não sendo parte de si. Começam então as reações para tentar matar essas células estranhas. Esse é o processo conhecido como rejeição, praticamente inevitável. A única situação onde ela não ocorre é em transplantes onde doador e receptor são gêmeos idênticos, sendo portanto geneticamente iguais.

A única alternativa para fazer o corpo aceitar o órgão é enfraquecer seu sistema imunológico até um nível em que não haja rejeição, mas que não reduza demais as defesas do organismo, deixando-o vulnerável a infecções oportunistas — algo que lembra a regulagem fina de um aparelho muito sensível. Essa necessidade já era conhecida pelos pioneiros dos transplantes, mas ainda não havia sido descoberto nenhum método para resolver o problema de maneira eficaz.

Os critérios básicos de compatibilidade, como a igualdade entre os tipos sanguíneos entre doador e receptor, já eram conhecidos e observados. Mas, mesmo entre pessoas compatíveis, o nível de rejeição era muito mais alto do que o aceitável. Era necessário utilizar remédios para enfraquecer o sistema imunológico, chamados de imunossupressores.

Na década de 1960 já existiam algumas drogas desse

tipo, mas tinham efeitos colaterais importantes e eram ou ineficientes, incapazes de impedir a rejeição, ou fortes demais, deixando o paciente muito vulnerável. Ao serem empregadas nos primeiros transplantes, os resultados quase sempre eram extremos: ou o paciente acabava morrendo por alguma infecção, ou o órgão acabava rejeitado. De toda sorte, o paciente morria.

Só na década de 1980 surgiria a droga chamada ciclosporina, o primeiro imunossupressor capaz de proporcionar a situação de equilíbrio que os outros remédios não conseguiam. A reação da comunidade médica foi imediata, e os transplantes foram retomados no mundo todo.

A retomada

No Brasil, após 17 anos de espera, Zerbini pôde retornar aos transplantes em 1985. E logo de início, realizou uma cirurgia inédita: o transplante de um paciente com mal de Chagas — doença infecciosa endêmica no interior brasileiro que pode causar o aumento e enfraquecimento do coração.

A recuperação do paciente foi normal; daí em diante, os transplantes difundiram-se no país, tornando confiáveis operações que, na década de 1960, eram quase ficção científica.

Mas a ciclosporina, assim como outros imunossupressores, está longe de ser inofensiva. "Ela é muito eficaz, mas também é bastante tóxica, especialmente para os rins", explica o urologista Renato Tâmbara Filho. Para evitar que o paciente tenha problemas por causa do remédio, é necessário verificar periodicamente se a dose está adequada. "No começo, é necessária uma quantidade maior, mas ela tende a diminuir com o tempo", diz Tâmbara. Qualquer paciente que receber um transplante de órgão vai precisar de imunossupressores pelo resto de sua vida, além de consultas regulares para reavaliar a dose adequada.

O transplantado também precisará tomar cuidados adicionais, pois seu corpo viverá o tempo todo com a defesa contra doenças mais baixa do que o normal. "É preciso evitar ambientes de risco, como hospitais. Nesses locais, é necessário o uso de máscaras", diz Tâmbara. "Mas fora isso, o paciente pode ter vida normal, voltar a trabalhar e fazer tudo o que uma pessoa sadia faz."

5

Transplantes de tecidos

Ao se falar em transplantes, a imagem mais comum que vem à mente é a de uma pessoa que precisa receber um órgão, como um coração ou rim. Embora menos lembrados, existem também os transplantes de tecidos. Nem sempre envolvem vida ou morte, mas podem melhorar muito a qualidade de vida dos receptores. E, mesmo nos casos em que podem ser retirados de quase qualquer pessoa morta, o número de doações é inferior à demanda.

Diferentes dos órgãos, que precisam ser transplantados em poucas horas, os tecidos podem ser preservados em "bancos" especiais por períodos que vão de semanas até anos. Assim, surgiram os chamados bancos de olhos, bancos de ossos e bancos de válvulas cardíacas.

Córneas

O marceneiro José Adriano Leite percebeu que estava com um problema de visão ao ter dificuldades durante o "teste das letrinhas", feito na escola onde estudava. "Estava começando a ver as coisas embaçadas no olho esquerdo, e foi piorando cada vez mais", diz. Ao consultar um oftalmologista em Curitiba, descobriu que era portador de ceratocone, doença que causa a deformação da córnea — a fina camada que recobre os olhos.

"É um problema genético, que em 80% dos casos pode ser corrigido com óculos", explica o oftalmologista Hamilton Moreira, do Hospital de Olhos do Paraná. Mas nos 20% restantes costuma evoluir para deformação e perda da transparência da córnea, podendo comprometer 90% da visão do paciente. "Nesse ponto, a pessoa já está legalmente cega, impossibilitada de levar uma vida normal", explica o médico. A solução nesse caso é transplantar a córnea de um doador cadáver para o paciente, que volta a enxergar normalmente.

Como é um tecido onde não existe circulação de sangue, a chance de rejeição é muito pequena, já que as células do sistema imunológico não passam por ali. Assim, pode-se transplantar a córnea de qualquer um em qualquer outro, sem problemas de compatibilidade e sem necessidade de imunossupressores. "É por isso que a lista de espera segue praticamente de maneira sequencial", diz Moreira.

Córneas podem ser guardadas por até duas semanas depois de captadas, desde que em recipientes e líquidos adequados. Antes de serem postas à disposição, são testadas quanto à hepatite, HIV e outras doenças. O transplante é uma cirurgia pequena e simples.

Após aguardar um ano na fila em 2003, José recebeu o transplante e voltou a enxergar normalmente. "Mas, pouco tempo depois, a doença começou no outro olho", diz. Entrou novamente na fila, para mais uma córnea. "Vale muito a pena. Não enxergar direito é uma coisa muito angustiante."

Depois do ceratocone, a principal causa de transplantes são acidentes de trabalho onde há perfuração no olho. "São acidentes graves, mas que podem ser evitados como o uso de óculos e máscaras de proteção", diz Moreira.

Qualquer pessoa pode doar córneas, desde que não tenha nenhuma doença infecciosa. Basta que elas sejam removidas em até seis horas após a parada do coração.

Ossos

Ossos não são transplantados inteiros, como pode parecer a princípio. "Normalmente, são utilizados apenas pequenos pedaços ou ossos moídos", explica o ortopedista Paulo Alencar. "Pedaços maiores são utilizados apenas em casos de câncer no osso, que podem resultar na amputação de uma perna, por exemplo."

Os maiores utilizadores de enxertos ósseos são os dentistas, que os utilizam em cirurgias para reimplante de dentes: uma pequena quantia de osso moído é usada para criar uma plataforma onde a prótese será fixada. Problemas em articulações, causados por acidentes ou por desgaste natural, também podem ser resolvidos com enxertos de osso moído. Outras aplicações incluem cirurgias de face — como a reconstituição de um nariz quebrado —, tratamento de alguns tipos de artroses e fraturas, cirurgias plásticas e neurocirurgias.

Com o envelhecimento, muitas pessoas começam a sofrer desgastes nos ossos do joelho e da bacia e acabam precisando de próteses. Mas, com o passar dos anos, os ossos que estão ligados a essas próteses começam a se desgastar também, dificultando o andar e causando muita dor. "Nesses casos, é feita a substituição da prótese e o paciente recebe um enxerto nos ossos desgastados, que então voltam ao normal. O enxerto acaba sendo absorvido pelo osso, tornando-se uma coisa só", explica Alencar. "A idade média desses pacientes é de 69 anos. É uma cirurgia segura e cada vez mais frequente, que para os idosos significa ter de volta sua mobilidade."

Como normalmente são usadas apenas pequenas quantidades de osso, um único doador fornece material para em média 33 cirurgias. Por ser um tecido morto, onde o que interessa é apenas a função de suporte e ligação, a rejeição é praticamente nula. Também não existe fila única para esses enxertos, já que as necessidades dos receptores são bastante variadas. "Diferente de um transplante de órgãos, onde a vida do paciente está em jogo, as de tecido ósseo são apenas para melhorar a qualidade de vida. Sempre há outras soluções, mas o enxerto é a melhor, mais segura e mais duradoura", diz o ortopedista.

A expectativa é que, com o envelhecimento da popu-lação, o número de cirurgias envolvendo enxertos de ossos aumente — assim como a demanda por doações. "As pessoas não ouvem falar em doação de ossos, e a maioria dos médicos também não sabe do que se trata", afirma Alencar. Ossos, assim como córneas, não necessitam de doadores em estado de morte cerebral, podendo ser retirados até 12 horas após a parada do coração.

Após a retirada, o osso passa por uma série de exames e processos de limpeza. Os enxertos são separados por tipo e depois congelados a 84 graus negativos, podendo ser conservados assim por 10 anos. "É um processo bastante complicado que requer uma boa infraestrutura", diz Alencar, que participou da criação do primeiro banco de ossos do Brasil, em 1995, no Hospital de Clínicas de Curitiba. "Com os padrões de segurança adotados, a chance de um receptor se contaminar com uma doença infecciosa ou algum fungo através de um enxerto é de uma em 16 milhões. Sem esses padrões, o risco se elevaria a uma chance em 160."

A principal dúvida sobre a doação é como ficará o corpo depois da retirada. "Fica totalmente normal", diz o ortopedista. "Apenas os ossos das pernas são utilizados, e é feita uma reconstituição com canos de PVC. Mas há famílias que não conseguem suportar a ideia de que um dia, daqui muitos anos, quando precisar remover a ossada do doador, vão encontrar canos no lugar das pernas. Isso acaba dificultando um pouco as doações."

Válvulas cardíacas

Dos tecidos transplantáveis, um que pode significar questão de vida ou morte para o paciente são as válvulas cardíacas. Pequenas peças orgânicas que regulam a entrada e saída do sangue no coração, elas podem sofrer degenerações durante a vida ou ter defeitos genéticos — problemas que acompanham o paciente desde a gestação.

Quando as válvulas não conseguem abrir ou fechar corretamente, o coração precisa fazer muito mais força para bombear o sangue. Com o esforço extra, vai ficando mais forte para compensar as dificuldades. Mas há um limite para isso e, assim que ele é ultrapassado, o paciente começa a sofrer de insuficiência cardíaca. Em alguns casos, como pequenas calcificações, é possível corrigir o defeito com uma cirurgia. Mas, em muitos outros, é necessária uma válvula nova.

Como o problema é apenas na válvula, basta trocá-la para que o paciente se recupere, sem necessidade de transplantar o coração. As primeiras opções para essa reposição foram as válvulas orgânicas, vindas do pericárdio de porcos ou de bois. Logo surgiram também as válvulas metálicas. "Mas nenhuma delas tem desempenho totalmente satisfatório", explica o cirurgião cardíaco Francisco Costa, da Santa Casa de Curitiba.

"Numa escala de zero a dez, as válvulas orgânicas têm uma nota oito no quesito funcionamento", diz Costa. "Para um paciente que estava com uma válvula nota dois, isso já é um enorme avanço". O problema é a sua durabilidade, bastante limitada. Num paciente adulto, varia entre 10 a 15 anos. Mas em crianças, que são boa parte dos pacientes, não passam de quatro anos antes de começarem a rasgar ou endurecer. "Se o paciente tiver oito anos, vai precisar ser operado novamente aos 12, aos 16, e assim por diante. Ter de fazer tantas cirurgias no coração está muito longe do ideal."

As válvulas metálicas, feitas com uma liga especial, não têm problemas de durabilidade e tendem a funcionar sem falhas por toda a vida do paciente. Mas trazem outro tipo de problema: devido ao formato e ao fato de serem de metal, tendem a agregar coágulos de sangue. "São muito pequenos, mas podem se soltar da válvula e ir diretamente para o cérebro, podendo causar um derrame", explica Costa.

Para remediar isso, o paciente é obrigado a tomar drogas anticoagulantes, que, por sua vez, trazem o risco de hemorragias. A dose varia de paciente para paciente e de época para época, tornando necessários exames de sangue mensais. "Se a dose estiver abaixo do necessário, o remédio não está protegendo. Se estiver acima, o risco de hemorragia aumenta", explica o cirurgião.

Os riscos não são desprezíveis. Todos os anos, de cada cem pacientes com válvulas metálicas que tomem todos os cuidados necessários, pelo menos um sofrerá derrame e outro hemorragia grave, que causa a morte ou deixa sequelas graves. "São cerca de 20 mortes em dez anos, um número considerável", diz Costa. Mas, na média da população brasileira, esse número é maior. "Boa parte dos operados são da zona rural, e muitos não conseguem compreender a necessidade real de tomar o anticoagulante. Quando conseguem, não têm fácil acesso a essa medicação e muito menos a um laboratório. Com isso, o número de mortos por ano pode chegar a cinco."

Outra característica da população brasileira é a alta incidência de problemas de válvulas causadas pela chamada doença reumática. Trata-se de uma infecção de garganta bastante comum em crianças, causada por uma bactéria que tem uma proteína em comum com as válvulas cardíacas. Por causa disso, quando o sistema imunológico cria anticorpos para atacar a bactéria, acaba atacando também as válvulas. Os danos desses ataques vão se acumulando e, se a criança sofrer várias infecções seguidas, pode ter suas válvulas comprometidas.

"É uma doença característica de países pobres, onde a população não tem acesso adequado ao sistema de saúde", diz Costa. "O tratamento é simples, mas como a infecção costuma passar em poucos dias, muitos pais nem levam as crianças ao médico. Essa situação é muito comum na zona rural, onde hospitais e postos de saúde costumam estar muito distantes."

A válvula perfeita

O ideal seria conseguir uma válvula permanente sem o desgaste das biológicas e nem os problemas das metálicas. A solução encontrada mais próxima disso são os transplantes de válvulas humanas.

"É a única válvula com funcionamento nota dez", diz Costa. Sua grande vantagem é a durabilidade, o dobro das válvulas biológicas comuns. Mas o que se ganha em qualidade, perde-se em quantidade. "Se você for a um abatedouro, consegue 300 válvulas de porco em uma tarde. Já as humanas dependem de doação, que são num número muito menor", diz o cirurgião. "Além disso, não é qualquer cirurgião que consegue implantá-las. É preciso um treinamento específico."

Após a retirada das válvulas do coração do doador, é necessário realizar um processo de limpeza e vários testes para verificar se não há contaminação por doenças. As válvulas são então catalogadas de acordo com o tamanho e congeladas a 150 graus negativos. "É uma técnica que exige profissionais e equipamentos específicos", diz Costa, que coordena o banco de válvulas da Santa Casa de Curitiba, em funcionamento desde 1995.

O próximo grande passo é o transplante de válvulas humanas que durem toda a vida do paciente. Nenhum dos tipos de válvulas usadas hoje sofre rejeição pelo corpo, mas nenhuma delas é reconhecida pelo organismo como parte de si. "As válvulas são feitas de tecidos mortos, mas precisam de uma manutenção feita pelas células ao seu redor. Como não há o reconhecimento por parte do corpo do receptor, essa manutenção não ocorre e as válvulas vão se desgastando", explica Costa.

Mesmo após o congelamento, uma pequena quantidade de células do doador sobrevive nas válvulas. Quando são implantadas, o sistema imunológico do receptor destrói essas células. A válvula não é atacada, mas as células do receptor também não se misturam a elas. Assim, a manutenção dos tecidos acaba não sendo feita.

Pesquisadores perceberam que se as células do doador forem totalmente removidas da válvula antes de sua implantação, os resultados são melhores. Algumas células do receptor de incorporam às válvulas, fazendo parte da manutenção e aumentado sua durabilidade. "É como se fosse a reforma de um prédio", explica Costa. "Você tem pedreiros e pintores trabalhando, o que já ajuda bastante, mas faltam encanadores, eletricistas e outros tipos de trabalhadores necessários."

A técnica, chamada de descelularização, consiste em primeiro remover todas as células do doador que ficaram nas válvulas. Depois, células da pessoa que vai receber o transplante são inseridas, "povoando" o enxerto. Dessa forma, quando as válvulas são implantadas, o corpo do receptor tende a reconhecê-las como suas e assumir a manutenção, aumentando ainda mais a durabilidade. "Tudo indica que esse é o caminho para o desenvolvimento de transplantes de válvulas permanentes e sem efeitos colaterais", diz Costa.

Doações de válvulas podem ser obtidas de qualquer pessoa morta, desde que a causa não seja doenças infecciosas, e podem ser armazenadas por cerca de dez anos.

6

Dez anos depois

Jair Domingos Barbosa cumpriu a promessa de não se encostar tão cedo: trabalhou como motorista por outros oito anos, quando surgiu um problema na tireoide que o obrigou a parar. Veio então um câncer, que ao longo de um ano foi se espalhando pelo seu peito e que acabou derrotando-o no final de 2012, aos 64. O coração transplantado, que lhe devolveu a vida por 19 anos, seguiu batendo firme e forte até o fim.

"Ele teve um linfoma, uma forma de câncer cujo risco é um pouco mais alto em pessoas que tomam remédios para controlar a rejeição de um órgão", conta o cirurgião Jerônimo Fortunato Júnior, que acompanhou o caso de Jair desde antes do transplante. Ainda assim, ele pode ser considerado um homem de sorte: de cada 10 receptores de transplante de coração, apenas dois estão vivos 15 anos após a cirurgia.

Ao contrário do que muitos achavam, sua saúde nunca foi frágil; bastava apenas tomar alguns cuidados. "No começo as empresas tinham receio de contratá-lo, e ele veio me pedir uma carta atestando que ele podia, sim, trabalhar", conta Fortunato. "O Jair foi um exemplo do maior benefício que os transplantes trazem. Em vez de ficar preso numa cama de UTI, apenas esperando a morte chegar, ele voltou a ser uma pessoa plena, vivendo sua vida e contribuindo para a sociedade, trabalhando por mais 18 anos."

Conseguir um coração para transplante continua sendo relativamente difícil. Além dos testes para saber se a rejeição será controlável ou não, há o problema do tamanho do corpo do doador e do receptor precisar ser mais ou menos parecido — para o coração caber no espaço no peito e ter força suficiente para bombear sangue pelo corpo todo. Para piorar, é o órgão que pode ficar menos tempo desligado do corpo: apenas quatro horas, entre a retirada e o transplante.

"Na prática, se for demorar mais do que duas horas para levar o coração até o receptor, o transplante fica inviável. Isso complica bastante as coisas num país grande como o nosso", explica Fortunato. O resultado é que de 2003 até 2012, o número de transplantes de coração não conseguiu crescer muito. Segue numa média de 176 por ano no Brasil todo: nos anos mais fracos, são feitos cerca de 150; nos melhores, por volta de 220.

Mas segundo os números da edição de 2012 do Registro Brasileiro de Transplantes (RBT), mantido pela ABTO, há muitos outros progressos para comemorar.

A fila andou — e diminuiu

Descontando todos os problemas — alarmes falsos, casos detectados tarde demais, falta de condições técnicas, alguma doença infecciosa, ou recusa da família —, o número de doadores efetivos no Brasil todo subiu de 893 em 2003 para 2.406 em 2012, um aumento de 169%.

No caso do rim, cada doador vale por dois: cada receptor recebe apenas um dos órgãos. O número de transplantes aumentou 69%, de 3.186 em 2003 para 5.385 em 2012. Um detalhe positivo é que o número de transplantes intervivos, em que o doador é uma pessoa viva, caiu: de 1.852 em 2003, diminuíram em 19.5% para 1.488 em 2012.

Os números podem parecer pequenos, já que, segundo estimativas de 2011 da Sociedade Brasileira de Nefrologia, cerca de 91 mil pessoas no país precisavam de sessões de diálise porque seus rins estão deixando de funcionar. Mas houve progresso: 30.126 pessoas em estado grave dependiam de um transplante e estavam na lista de espera em 2003. Com o aumento das doações e das cirurgias, esse número caiu para 19.889 no final de 2012 — uma diminuição de 34%.

Como quase 90% das pessoas que aguardam por um transplante de órgão precisam de um rim, foi mais ou menos essa — pouco mais de um terço — a diminuição na fila geral. Segundo dados da ABTO, em 2003 eram 35.946 pessoas esperando por um coração, rim, fígado, pulmão ou pâncreas; em dezembro de 2012, o número havia baixado para 22.055.

O que deu certo

Aumentar o número de transplantes depende de pelo menos duas outras coisas além de mais pessoas dizerem sim à doação.

Uma é encontrar os potenciais doadores nas UTIs e prontos-socorros dos hospitais. A outra é garantir que isso não ocorra tarde demais, e que todos os outros passos do transplante também aconteçam sem demoras — se o coração do doador parar antes de tudo estar pronto para a retirada, todos os órgãos são perdidos. A boa notícia é que o Brasil conseguiu melhorar bastante nessas duas coisas.

O número de notificações — os doadores em potencial que são detectados — cresceu 82%, segundo os dados do RBT. Foram 8.025 em 2012, contra 4.426 em 2003. O número de efetivações — quantos doadores potenciais viram doadores de fato — cresceu 50%.

"Os pilares desse crescimento são quatro", explica o cirurgião Valter Duro Garcia, presidente do conselho consultivo da ABTO. "Financiamento, legislação, organização e educação."

No quesito dinheiro, o Sistema Único de Saúde (SUS) — que continua pagando por mais de 90% dos transplantes — vem fazendo sua parte. Em 2003, o investimento foi de cerca de R$ 327,85 milhões; o valor foi subindo ano a ano, e em 2010 já era mais que o triplo: R$ 1,198 bilhão. "Os valores têm sido quase adequados, precisando apenas de alguns ajustes", diz o cirurgião.

"A falta de correção em alguns valores da remuneração de quem se ocupa da detecção e cuidado dos potenciais doadores é uma queixa que tem aparecido", diz o médico Agenor Ferraz, atual coordenador da central de transplantes de São Paulo. "Isso leva alguns médicos a tentar repassar parte do trabalho para os enfermeiros que, apesar da extrema boa-vontade, têm uma atuação limitada no processo de manutenção e preparação dos doadores."

Segundo Ferraz, outro problema que ainda persiste em alguns hospitais é a falta de eficiência das comissões intra-hospitalares de transplantes, que se tornaram obrigatórias desde 2001 — eis o pilar da legislação. "Em São Paulo houve uma pequena evolução, mas ainda é insuficiente."

Já em outros Estados — São Paulo, apesar de quaisquer problemas, continua tendo uma das estruturas de transplantes mais bem organizadas do País — os progressos foram grandes. O resultado dos investimentos do SUS foi uma melhora na organização, outro dos fatores apontados pela ABTO. Novos hospitais foram habilitados para realizar transplantes e Organizações de Procura de Órgãos (OPOs) foram criadas em diversos Estados.

"Ceará, Rio Grande do Norte, Distrito Federal e Rio de Janeiro melhoraram muito, e outros tiveram crescimentos menores, porém constantes", diz Garcia. "Mas ainda há bastante trabalho a ser feito na região Norte, onde a organização está um pouco atrasada."

A multiplicação das córneas

Em se tratando de educação e conscientização da população, tarefa em que a ABTO, as centrais de transplantes e o Ministério da Saúde têm se empenhado todos os anos, talvez o melhor exemplo seja a doação de córneas. Eram 22.328 brasileiros na fila em 2003, numa espera que podia durar meses ou anos. No final de 2012, eram apenas 5.512 — uma queda de 75%. Em alguns Estados, como Paraná e Espírito Santo, e no Distrito Federal, praticamente já não há mais espera.

O Paraná conseguiu zerar sua fila em cerca de dois anos. "Em 2010, os bancos de olhos do Estado se reuniram e levaram uma série de sugestões para a comissão de saúde da Assembleia Legislativa. Por exemplo, mais investimentos nas campanhas de divulgação e medidas para melhorar o aproveitamento das córneas captadas, evitando desperdícios", explica o oftalmologista Hamilton Moreira, do Hospital de Olhos do Paraná, em Curitiba. "Fomos atendidos em praticamente todos os pedidos, e os resultados foram rápidos. Hoje já conseguimos inclusive ajudar pacientes de filas de outros Estados."

Outra das iniciativas propostas foi uma parceria com o Instituto Médico Legal para a abordagem de famílias, aproveitando o fato de que qualquer pessoa que não tenha morrido com doença infecciosa pode doar córneas, desde que retiradas em até seis horas após a parada do coração. "Mas o mais importante é a conscientização das pessoas, que cada vez mais percebem o quanto é importante avisar suas famílias de que gostariam de ser doadores", diz Moreira.

Também no campo dos tecidos, os transplantes de ossos mostraram um crescimento ainda mais impressionante: de 636 cirurgias envolvendo enxertos feitas em 2003, houve um salto para cerca de 23 mil em 2012. Quase todas foram feitas por dentistas, que utilizam quantidades muito pequenas.

O banco de ossos do Hospital de Clínicas de Curitiba recebia cerca de dois doadores por mês em 2003; em 2011 e 2012, foram de três a quatro. E o banco pioneiro também já não está mais sozinho: de 2003 para cá, outros seis foram criados: um no Rio Grande do Sul, outro no Rio de Janeiro, três em São Paulo, e o mais recente no Recife.

A batalha continua

Fábio José Batista da Silva, que em 2003 já estava há dois anos na espera por um fígado, precisou aguardar até abril de 2006 para finalmente conseguir o transplante. "Foi numa quinta-feira. O telefone tocou por volta de uma da manhã. Era do hospital, avisando para eu ir para lá dentro de quatro ou cinco horas", conta Fábio. "Cheguei lá em meia-hora…"

A cirurgia começou às 9 da manhã e terminou apenas por volta de meia-noite. Em seguida, 20 dias na UTI, por conta de algumas complicações. Cinco dias mais tarde, uma notícia ruim: o vírus da hepatite C, que tinha causado a cirrose que tornou o transplante necessário, havia voltado a atacar. "Mas pelo menos não era rejeição. No final, deu tudo certo", diz Fábio.

De volta ao trabalho no setor de transporte rodoviário, Fábio continua com tratamentos para manter a hepatite C sob controle. "Eu pensava que o transplante seria o fim da luta. Não foi. Mas a qualidade de vida melhorou 1.000%. Antes eu estava realmente mal, era impossível ter um emprego.

Agora estou bem de saúde, só preciso fazer o que qualquer pessoa normal deveria: cuidar do corpo e não exagerar nas coisas."

Fábio conseguiu escapar de uma triste estatística: ainda hoje, estima-se que cerca de uma em cada quatro pessoas esperando por um fígado acaba morrendo na fila.

O número de transplantes de fígado praticamente dobrou nos últimos nove anos. Foram 1.595 em 2012, contra apenas 816 em 2003. A fila também diminuiu, de 4.971 para 1.316 pessoas, mas a queda se deve a algo que ainda divide opiniões: a mudança do critério de inclusão e ordem da fila para o padrão MELD, que dá mais peso ao risco de morte do paciente do que ao tempo de espera. Muitas pessoas que pelo padrão antigo já estariam na fila acabam ficando de fora, pois seus resultados nos exames que compõe o MELD ainda não atingem o mínimo estabelecido para ser indicado para um transplante.

"Há estudiosos americanos que acreditam que a principal mudança trazida pelo MELD é a hora da morte: de antes do transplante para depois dele", diz Ferraz. Fábio, que foi um dos últimos transplantados pelo padrão antigo — baseado no tempo de espera, salvo casos em que o paciente está em estado crítico — também tem suas dúvidas. "Às vezes o número não está tão alto, mas a pessoa já está mal faz tempo. Será que ela ainda aguenta o transplante quando a hora chegar?"

A única solução, acreditam os médicos, é conseguir aumentar o número de doações. Tanto no que depende deles

— detecção e cuidado dos potenciais doadores — quanto no que depende da população: manifestar sua vontade de ser ou não doador ainda em vida, para que seus parentes não fiquem em dúvida no momento da entrevista familiar.

"Eu fui descobrir o que era um transplante depois que o médico me disse que eu ia precisar de um", conta Fábio. "Nem imaginava como funcionava a doação, e hoje estou vivo por causa disso." A falta de informação chegava mesmo até alguns dos médicos que lhe atenderam no início. "Teve um que me falou: 'Olha cara, você já era. Esse negócio de transplante, fila…' E eu respondi: um dia vou voltar aqui e te dizer que não foi bem assim."

Quase dez anos depois da sentença de morte, que não se cumpriu graças ao transplante, Fábio diz ser até difícil de explicar tudo o que a experiência significou para ele. "É o resgate da dignidade da pessoa, um renascimento. Eu agradeço pelo ato de generosidade da família do meu doador a cada minuto da minha nova vida".

***

Para saber mais

Transplante de medula óssea

No universo dos transplantes, os de medula óssea formam um mundo à parte. Primeiro, porque a doação sempre vem de uma pessoa viva, na qual a medula se regenera facilmente. Segundo, porque a questão da compatibilidade é muito mais complicada. Isto exige um sistema de doação e transplantes bem diferente dos outros órgãos e tecidos discutidos neste livro.

Os dois principais trabalhos da medula óssea, que fica dentro dos ossos, são fabricar os componentes do sangue e do sistema imunológico. Quando ela falha, como nos casos de leucemias e linfomas, os resultados são anemias muito graves, sangramentos e dificuldades para se defender de doenças. Em alguns casos, o transplante é a única solução.

Se os sistemas imunológicos do doador e do receptor não forem muito parecidos, pode ocorrer uma rejeição às avessas: a medula enxertada encara o corpo do receptor como um inimigo — e começa a produzir anticorpos para atacá-lo.

O grau de compatibilidade necessário para um transplante de medula óssea dar certo é muito maior do que para um de coração, rim ou fígado. As melhores chances de encontrar um doador compatível são geralmente entre irmãos e giram em torno de 30%.

Encontrar um doador fora da família próxima que seja compatível é difícil, mas não impossível. Para ajudar nessa tarefa, existem os registros de doadores: uma pequena amostra de sangue é colhida e as informações sobre a compatibilidade ficam disponíveis para os serviços de transplante.

Quando um paciente não encontra doadores na família, o registro é consultado. Se houver alguém compatível, a pessoa é chamada para mais testes e, caso ainda esteja de acordo, para a doação da medula. Após a anestesia, a coleta é feita através de uma agulha inserida no osso da bacia. O doador volta para casa em 24 horas.

No Brasil, o Instituto Nacional de Câncer (INCA) mantém o Registro Nacional de Doadores de Medula Óssea (REDOME), que cadastra todas as pessoas interessadas em se tornarem possíveis doadores. Em 2012 já havia 2,9 milhões de inscritos — o terceiro maior registro do mundo, ficando atrás apenas da Alemanha e dos Estados Unidos. Para se inscrever, basta procurar o hemocentro (banco de sangue) mais próximo. Caso haja uma oportunidade de doação, a coleta é feita no hospital credenciado mais próximo do doador.

Links para sites de interesse

Atualizado em Junho de 2013

Registro Nacional de Doadores de Medula Óssea (REDOME)

Informações sobre transplantes de medula óssea e como se tornar um doador. Lista de hemocentros em todo o País.

http://www1.inca.gov.br/conteudo_view.asp?ID=677
http://www.inca.gov.br/

Associação Brasileira de Transplante de Órgãos (ABTO)

Materiais informativos e estatísticas sobre transplantes, tanto para a população quanto para médicos.

http://www.abto.org.br

Aliança Brasileira pela Doação de Órgãos e Tecidos (ADOTE)

ONG voltada para a divulgação e promoção da doação de órgãos e tecidos. Informações tanto para o público em geral quanto para transplantados ou pessoas na lista de espera.

http://www.adote.org.br

Sociedade Brasileira de Nefrologia

Área para público em geral com informações sobre doenças

renais e transplantes.

http://www.sbn.org.br/

Associação Brasileira dos Transplantados de Fígado e Portadores de Doenças Hepáticas (Transpatica)

http://www.transpatica.org.br/

Portal do Ministério da Saúde - Transplantes

http://portal.saude.gov.br/portal/saude/area.cfm?id_area=1004

Sites sobre transplantes dos Estados ou das Centrais Estaduais de Transplantes

Norte

Amazonas

http://www.saude.am.gov.br/index.php?id=trans

Nordeste

Alagoas

http://www.saude.al.gov.br/centraldetransplantes

Bahia

http://www.saude.ba.gov.br/transplantes/

Ceará

http://www.saude.ce.gov.br/index.php/rede-de-servicos/central-de-transplante

Maranhão

http://www.hu.ufma.br/site/estaticas/mostra_estat.php?id=40

Paraíba

http://www.transplante.pb.gov.br/

Pernambuco

http://www.transplantes.pe.gov.br/

Piauí

http://www.saude.pi.gov.br/paginas/32-central-de-transplantes

Rio Grande do Norte

http://www.saude.rn.gov.br/contentproducao/aplicacao/sesap/guia_saude/gerados/centraldetransplantes.asp

Sergipe

http://www.saude.se.gov.br/profissional/index.php?act=interna&secao=180

Centro-Oeste

Goiás

http://www.saude.go.gov.br/index.php?idEditoria=4140

Mato Grosso

http://www.saude.mt.gov.br/transplante

Sudeste

Espírito Santo

http://www.saude.es.gov.br/default.asp?pagina=17308

Minas Gerais

http://www.fhemig.mg.gov.br/pt/mg-transplantes

Rio de Janeiro

http://www.transplante.rj.gov.br/

São Paulo

http://www.saude.sp.gov.br/ses/acoes/transplantes-de-orgaos-e-tecidos

Sul

Paraná
http://www.sesa.pr.gov.br/modules/conteudo/conteudo.
php?conteudo=2929

Rio Grande do Sul
http://www.saude.rs.gov.br/lista/114/Transplantes

Santa Catarina
http://sctransplantes.saude.sc.gov.br/

***